AF397460

DE
LA NÉVRITE OPTIQUE

DANS

L'INTOXICATION SATURNINE

PAR

JOSEPH LESPILLE-MOUTARD

Docteur en médecine de la Faculté de Paris,
Ancien externe des hôpitaux.

PARIS

ALEXANDRE COCCOZ, LIBRAIRE-ÉDITEUR

11, RUE DE L'ANCIENNE-COMÉDIE, 11

——

1878

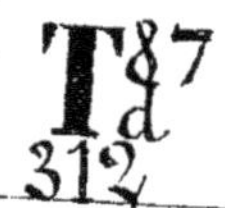

DE
LA NÉVRITE OPTIQUE

DANS

L'INTOXICATION SATURNINE

DE
LA NÉVRITE OPTIQUE

DANS

L'INTOXICATION SATURNINE

PAR

Joseph LESPILLE-MOUTARD

Docteur en médecine de la Faculté de Paris,
Ancien externe des hôpitaux.

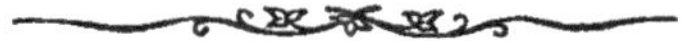

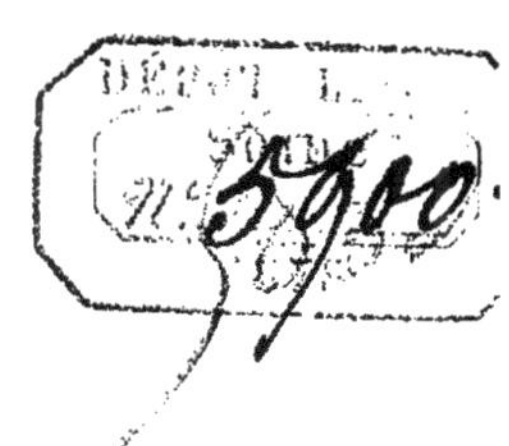

PARIS

ALEXANDRE COCCOZ, LIBRAIRE-ÉDITEUR

RUE DE L'ANCIENNE-COMÉDIE

—

1878

DE

LA NÉVRITE OPTIQUE

DANS

L'INTOXICATION SATURNINE

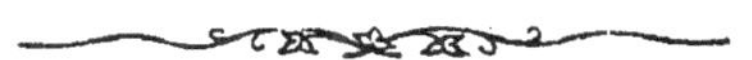

PRÉLIMINAIRES.

Les troubles visuels, dépendant de l'intoxication saturnine, sont encore décrits dans les traités classiques sous le nom d'amaurose sans lésions visibles à l'ophthalmoscope. Dans l'état actuel de la science, on doit distinguer les troubles, sans lésions appréciables, dus à une paralysie de l'accommodation (Selwag von Carior), ou à un défaut d'innervation, de la névrite optique saturnine ; nous verrons, en effet, que cette dernière affection présente des altérations qui permettent de la reconnaître facilement.

Ce sont ces changements d'aspect survenus dans la papille, ainsi que les symptômes morbides qui les caractérisent, que nous voulons décrire dans notre thèse. Malgré le peu de documents que possède la science sur ce sujet, nous allons essayer d'en donner une description aussi complète que possible, car nous ne savons pas si un travail d'ensemble a été publié sur cette question.

M. Hirschter, en 1866, signala le premier cette lésion. Peu de temps après, M. Meyer, en France, et M. Hutchison, en Angleterre, publièrent des observations qui confirmèrent les faits avancés par le médecin allemand. Depuis cette époque, MM. Lunn, Elliot, Schneller, Popp (1), ont publié, dans divers recueils périodiques, d'autres observations. C'est sur ce petit nombre de documents qu'est basée la description que nous allons donner de la névrite saturnine.

PRODROMES.

L'invasion de la névrite optique est annoncée le plus souvent par divers symptômes du côté du cerveau. En effet, dans tous les cas qui ont été publiés, on remarque que le malade a été tourmenté par une céphalalgie plus ou moins vive, mais continue, céphalalgie accompagnée le plus souvent de nausées et de vomissements quelquefois incoercibles. Dans un cas, le malade ressentit de la douleur dans le fond de l'œil. D'autres fois, les troubles visuels ne sont survenus qu'après des phénomènes cérébraux beaucoup plus intenses, tels que vertiges, perte de connaissance, mouvements convulsifs, délire, hémiplégie.

(1) Je suis heureux de pouvoir adresser ici mes meilleurs remerciments à mon ami le Dr Samondès, pour les soins qu'il a mis dans la traduction des morceaux tirés des auteurs allemands.

Tanquerel des Planches cite, d'après Trousseau, le cas d'un malade chez lequel les troubles visuels furent les seules manifestations de l'intoxication saturnine; mais c'est là l'exception, car chez les saturnins qui ont des troubles du côté des yeux sans être atteints de colique ou de névropathie cérébro-spinale, on observe de la céphalalgie et des nausées. L'observation suivante, publiée par M. J. Hutchinson, nous en fournit la preuve.

OBSERVATION I.

(Publiée dans le Royal London ophthalmic Hospital Reports.)

Double névrite optique occasionnée par l'intoxication du plomb. — Pas d'autres symptômes concomitants.

William Argent, âgé de 40 ans, a exercé pendant vingt ans la profession de peintre en bâtiments. C'est un homme au teint pâle, et sur lequel le liséré saturnin est très-marqué. Il affirme cependant qu'il n'a jamais souffert de colique ni d'autres maladies qu'il pût rapporter à sa profession. En novembre 1867, il fut forcé de s'aliter à cause d'une attaque de rhumatisme. A ce moment, il eut un gonflement du dos de la main, des gros orteils et des articulations. Après cette première attaque. il souffrit souvent de douleurs rhumatismales.

Sa vue n'avait jamais été comme depuis cette dernière maladie. Cependant, depuis deux ou trois mois, son acuité visuelle allait toujours en diminuant, et il trouvait que l'œil gauche était moins bon que le droit. Enfin, il a eu souvent pendant quelques années des maux de tête; il les attribuait à son rhumatisme. Nous croyons que c'était une névralgie frontale. A cette époque, sa vue baissait beaucoup; ses maux de tête n'étaient pas plus violents que d'habitude. Pendant les deux ou trois derniers mois, il avait presque toujours des nausées ; une ou deux fois par semaine. Il n'avait jamais observé ce symptôme auparavant.

Il s'adressa d'abord à moi le 8 février 1869. Avec son œil gauche, il pouvait facilement lire le n° 16, et avec l'œil droit le n° 4. La papille de l'œil gauche était très-pâle et d'une teinte bleue. Le calibre des vaisseaux était très-diminné, et les artères si petites qu'on avait de la peine à les suivre. Les bords de la papille étaient bien tranchés. La papille de l'œil droit était presque normale dans ļa moitié nasale (image renversée); l'autre partie était couverte de légères exsudations qui voilaient ses bords. La quantité de lymphe était cependant moins abondante que dans la plupart des cas de névrite. Quoiqne les nausées et le mal de tête se soient à peine montrés pendant la névrite optîque, il est certain qu'on peut leur attribuer une part dans la marche de l'affection oculaire. Dans l'œil gauche, les bords de la papille sont très-distincts et nullement déchiquetés. Au côté interne, on trouve sur un point une tache de pigment, mais nous ne pouvons affirmer que la choroïde soit altérée. La rétine est saine dans tous ses points.

Dans l'œil droit, on ne trouve pas de traces de complications choroïdiennes. La rétine est voilée, dans une petite étendue, autour du disque optique.

L'odorat et la sensibilité sont normaux, le malade prétend avoir été tourmenté par des lueurs et des étincelles.

L'observation suivante, publiée dans le même journal par M. Hutchinson, nous fournit encore un bel exemple de névrite précédée de nausées et de vomissements violents.

OBSERVATION II.

Intoxication aiguë par le plomb avec névrite optique. — Retour à la santé. — Cécité persistante.

Mme Driscoll, âgée de 25 ans, vint nous consulter à l'hôpital de Moorfields le 7 janvier 1870. Elle était aveugle, environ depuis quatre ans, à la suite d'une névrite due à l'intoxication par le plomb. Il y a quatre ans, étant en parfaite santé, elle entra pour la première fois dans une fabrique de céruse; au bout de six mois elle devint très-malade. Elle était tourmentée par des maux de tête et des vomissements très-violents : sa maladie était attribuée à l'intoxication par le plomb. Ces symptômes la forcèrent à garder la chambre pendant un mois, et à la même époque elle devint complètement aveugle. La vue baissa d'une façon subite et rapide.

Elle n'avait point les poignets paralysés. Quand elle fut guérie, l'état de sa vue l'empêcha de retourner au travail. Depuis cette époque (quatre ans), elle ne s'est plus exposée aux émanations plombiques. Sa santé est bonne, mais sa vue s'est à peine améliorée.

Etat de la vision et aspect ophthalmoscopique quatre ans après l'attaque (4 janvier 1870).

Elle ne peut distinguer la flamme d'un bec de gaz dans une chambre noire, mais elle affirme que parfois elle peut voir le jour. Les deux yeux sont dans le même état, son teint est brun et pâle. L'ophthalmoscopie dévoile dans les deux yeux les mêmes lésions : les milieux sont transparents et on voit facilement le fond de l'œil. Les deux papilles sont tout à fait blanches; l'artère centrale est diminuée au point de présenter la moitié de ses dimensions normales, les veines sont plus dilatées. Les vaisseaux capillaires qui donnent à la papille normale sa teinte rosée, ont complètement disparu. Près de la papille, les troncs des vaisseaux sont complètement voilés comme s'ils avaient été le siége d'une inflammation, et à leur place on observe des traînées blanches.

Symptômes concomitants. — La névrite optique est quelquefois accompagnée de troubles du côté de l'ouïe. Le premier fait se trouve consigné dans une observation publiée dans le *Journal des hospices civils et militaires.* Le Dr Marende parle également d'une surdité qui était apparue en même temps que l'amaurose. En 1874, le Dr Popp a également publié un cas où il avait observé un trouble de la vue, accompagné d'une hallucination de l'ouïe.

Début. — Au milieu de tous ces symptômes, la névrite optique débute dans certains cas d'une manière brusque, comme dans le cas que nous venons de citer. D'autres fois le malade, dont la vue a baissé un peu ou qui est tourmenté par des illusions d'optique, s'endort, et à son réveil, il est complètement aveugle. Dans le cas publié par le Dr Meyer, la cécité survint après une attaque d'épilepsie.

OBSERVATION III.

(Dr Lunn. Medical Times and Gazette, 1872).

Marie Ann, âgée de 21 ans, était reçue à l'infirmerie par le Dr Lunn. Elle demandait son admission à cause d'une douleur très-intense et continue. Cette douleur siégeait au front au-dessus des yeux. Voici ce qu'elle nous raconte. Il y a cinq ans, elle entra pour la première fois dans une fabrique de céruse, et elle y a travaillé irrégulièrement pendant quatre ans. Jamais elle n'eut de colique saturnine. Il y a un an, elle eut une douleur sus-orbitaire très-forte, douleur qui dura quinze jours. A cette époque, elle ressentit de la douleur dans les deux yeux, et quelques jours après, elle remarqua que sa vue baissait. Elle n'avait point de photophobie, seulement les objets paraissaient plus petits. Elle se méprenait aussi sur la position réelle des objets, car en prenant son thé, sa main passa à côté de la tasse; le tisonnier placé devant le feu, lui paraissait double. Au bout de deux mois, pour adoucir son mal de tête, elle attachait son mouchoir autour de la tête. Elle s'endormit une demi-heure, et en se réveillant elle était aveugle. Depuis, elle est restée dans cet état.

L'examen ophthalmoscopique nous dévoila une atrophie blanche de la papille droite; les vaisseaux étaient petits.

Dans l'œil gauche, la papille était voilée comme par de la laine (woollg) ; le calibre des vaisseaux était aussi diminué.

Les deux ouvertures pupillaires étaient dilatées; l'iris immobile. Le mal de tête, traité par les vésicatoires derrière l'oreille et l'iodure de potassium cessa le 18 mai.

OBSERVATION IV.

(Publiée par le Dr Elliot dans le Medical Times and Gazette).

Marie Anna W.. âgée de 17 ans était reçue par le D^r. Elliot, le 7 février 1872. Quand M. Elliot vit le premier cette malade, elle était très-anémique ; les ganglions de chaque côté du cou étaient gonflés, et elle avait un tremblement de la main droite et de la tête. Elle était complètement aveugle ; les deux pupilles étaient très-dilatées et immobiles, la sclérotique blanche et luisante. Elle dit qu'elle avait travaillé pendant un an dans une fabrique de céruse. Deux fois elle avait été atteinte de coliques et avait été forcée de garder le lit pendant quatre mois. Elle était encore employée à l'usine au moment où sa vue baissa. Au mois d'octobre elle était subitement prise de vertiges dans la rue; elle ne vomit point sur le champ, mais en rentrant chez elle elle fut prise de vomissements.

Au bout de cinq ou six jours, pendant lesquels elle était étourdie, tourmentée par des illusions d'optique et du pyrosis quoiqu'elle ressentît peu de douleur dans la tête et dans les yeux, elle dormit durant le jour pendant cinq ou six heures, et en se réveillant, elle était complètement aveugle. Pendant la quinzaine suivante elle perdit l'usage de ses membres, au bout de ce temps on était obligé de la nourrir et de la porter comme un enfant. Le sens du toucher était en partie perdu.

Elle commença alors à se rétablir. La vue resta toujours dans le même état, mais la paralysie disparut et le sens du toucher revint en grande partie. Pendant les premières semaines elle avait éprouvé des douleurs très-vives dans les membres et les articulations.

L'examen ophthalmoscopique dévoila une atrophie blanche des deux nerfs optiques avec diminution du calibre des vaisseaux. Cette malade recouvra graduellement ses forces, mais sa vue resta dans le même état; elle fut traitée par l'iodure de potassium, citrate de fer et quinine.

OBSERVATION V,

(Publiée par M. Meyer dans l'Union médicale, 1863).

Une jeune fille, qui avait coutume de blanchir des dentelles à la céruse n'avait présenté aucun accident spécial, lorsque le dixième jour, en se levant de table, elle tomba subitement sans connaissance, et suivant ses parents, tout son corps fut agité de plusieurs mouvements convulsifs. En revenant à elle, la malade ne peut se tenir debout, ses idées étaient confuses, sa parole embarrassée. Une nouvelle attaque survint quelques heures après suivie d'un sommeil profond. A son réveil la jeune fille se plaignit de maux de tête, et dit avoir devant les yeux un brouillard qui devint de plus en plus épais ; de sorte que le lendemain elle déclara être complètement aveugle. La malade eut encore six attaques pendant les deux jours qui suivirent, et lorsque je la vis en consultation, elle avait recouvré la connaissance, mais se trouvait faible, était pâle et portait sur sa physionomie l'expression d'une profonde souffrance. Elle se plaignait de maux de tête et était complètement aveugle.

Cependant, on constatait qu'elle distinguait encore la clarté d'une lampe ordinaire jusqu'à deux mètres de distance, tandis que le champ visuel, exploré à l'aide de deux bougies paraissait considérablement rétréci, mais d'une manière irrégulière. Les pupilles étaient larges et dilatées.

A l'ophthalmoscope on reconnut la transparence complète des milieux de l'œil et les altérations suivantes du nerf optique. La papille très-tuméfiée, s'élevait brusquement au-dessus du niveau de la rétine, avait perdu sa transparence normale, et présentait une teinte grise nuancée de rouge.

La teinte choroïdienne avait disparu, et la rétine était opaque au voisinage de la papille optique.

Les veines rétiniennes étaient plus dilatées qu'à l'état normal, flexueuses et très-fournies par places, les artères paraissent amincies. Les lésions et les troubles fonctionnels étaient presque identiques des deux côtés.

Mais à côté de ces cas, il en est d'autres dans lesquels la névrite met plus longtemps à évoluer; on peut alors en suivre pas à pas les diverses manifestations. Quelle est la forme qui se montre le plus souvent? Nous l'ignorons, car les faits sont encore trop peu nombreux pour qu'on puisse en tirer une conclusion. Nous croyons cependant que la névrite, à début brusque, s'observe plutôt dans les cas d'intoxication aiguë. Au saturnisme chronique appartiendrait, selon nous, la névrite à début lent.

Un caractère important et digne d'être remarqué, c'est que la névrite, à début brusque, attaque en même temps les deux yeux (obs. 2, 3, 4, 9, 5). Dans la névrite optique à évolution lente, au contraire, la maladie a débuté, deux fois sur cinq, par un œil, pour gagner ensuite son congénère. Chez ces deux saturnins l'œil gauche fut atteint le premier. Dans un cas l'œil droit ne commença à se prendre que lorsque le premier atteint était arrivé à la période d'atrophie.

Chez le second malade, l'œil droit fut envahi trois mois après le premier.

Voici les faits tels que les rapporte M. Hutchinson :

OBSERVATION VI.

Goutte héréditaire accrue par l'intoxication saturnine, névrite du ner optique gauche en 1867. — Cécité permanente. — Névrite du ner optique droit en 1870 ; encore en traitement.

Jean West, âgé de 44 ans, peintre, était reçu par M. Hutchinson au R. L. O. H. le 29 septembre 1870. Quelques années auparavant (3 ans), il avait été soignée par M. Dixon pour une maladie de l'œil gauche. Le malade nous dit qu'il avait une atrophie de la papille. A cette époque, il cessa d'y voir complètement de cet œil. Aujourd'hui il s'adresse à nous pour l'œil droit dont la vue baissait graduellement depuis trois mois.

L'examen de l'acuité visuelle donna les résultats suivants :

$$\text{OEil droit } \frac{20}{200}.$$

$$\text{En interposant un verre convexe } \frac{7}{200}.$$

Avec l'œil gauche il pouvait seulement voir la lumière du jour. Le champ visuel de l'œil droit était aussi rétréci du côté temporal.

A l'examen ophthalmoscopique j'ai trouvé la papille d'un gris sale ; ses contours étaient voilés et mal tranchés, et les gros vaisseaux un peu diminués. La papille gauche présentait une atrophie blanche à une période avancée. Le liséré saturnin était manifeste, et les gencives très-altérées.

Son grand père était tourmenté par la goutte. Le père du malade était plombier, était aussi sujet à des attaques de goutte. Notre malade, qui est peintre, eut sa première attaque de goutte seize ans avant son admission. Il souffrait dans le gros orteil. Depuis cette époque, il eut un grand nombre d'attaques ; le côté gauche paraissait avoir été plus éprouvé que le côté droit. Il nous dit que pendant un mois ou deux, il a été dans l'impossibilité de se servir de son bras et de sa jambe gauches, à cause de la goutte.

Ses attaques de goutte ont été habituellement asymétriques ; elles arrivaient d'une façon soudaine et souvent pendant la nuit ; les articulations prises étaient gonflées, rouges, douloureuses ; la peau luisante. Ce malade a souffert de coliques à plusieurs reprises, jamais il n'a eu le poignet paralysé. Il a remarqué que l'attaque de goutte arrivait toujours après avoir peint.

Le saturnisme est-il ici la véritable cause de la névrite ? Nous ne le pensons pas. On sait, en effet, que l'inflammation du nerf optique survient fréquemment dans le rhumatisme et dans la goutte. Dans la première observation, la névrite peut être sous la dépendance de l'intoxication seule, mais chez le nommé West il est évident que la cause première doit être recherchée dans la diathèse goutteuse. En effet, l'œil dont la vue baissa d'abord se trouve sur le côté du corps qui fut attaqué le premier et le plus sévèrement par la goutte. Aussi, pensons-nous qu'on doit regarder, comme une exception, le début asymétrique de la névrite saturnine.

SYMPTOMATOLOGIE.

Troubles fonctionnels. — La plupart du temps les malades, atteints de névrite saturnine, ne sont pas frappés subitement de cécité. Certains malades ont des illusions d'optique, les objets environnants leur paraissent plus petits. Ces symptômes, quand ils existent, sont bientôt suivis de phénomènes morbides plus accentués ; la vue des saturnins baisse rapidement, les objets fins ne peuvent bientôt plus être distingués. Si on présente au patient un objet plus volumineux il peut bien le distinguer, mais les contours sont peu nets, ils lui paraissent diffus.

A un degré plus prononcé, parfois dès le début, le malade voit les objets qui l'environnent comme s'ils étaient entourés par du brouillard, ou recouverts par un voile plus ou moins épais. Il est enfin des cas où toute trace de perception lumineuse disparaît dès le début.

A mesure que les phénomènes morbides deviennent plus prononcés du côté de la papille, les malades sont tourmentés par des lueurs et des étincelles dues à la compression du nerf (Hutchinson). Parfois ils ressentent une douleur sourde dans le fond de l'orbite; il leur semble que l'œil est propulsé au dehors.

La perception qualitative de la lumière disparaît très-vite (Hirschler); la perception quantitative se conserve beaucoup plus longtemps. Jamais on n'a constaté de phénomènes de chrupsie.

Tels sont les principaux changements qui surviennent dans les troubles fonctionnels. Nous omettons, à dessein, de parler de la diplopie et de l'hémiopie dont parlent certains observateurs, car ces symptômes ont pour cause d'autres lésions, tels que : défaut d'innervation des muscles de l'œil, ou altération intra-crânienne. Le Dr Lunn, il est vrai, a noté dans l'observation qu'il a publiée l'apparition de la diplopie, mais dans ce cas il s'agit évidemment d'une diplopie d'origine paralytique, car la malade méconnaissait la place des objets (obs. III). Lorsque la nommée *** cherche à saisir un objet, sa main passe à côté. Il est évident que nous sommes ici en présence d'une de ces illusions d'optique qu'on rencontre principalement dans la paralysie de la 6ᵉ paire.

Comment se comporte le champ visuel? Les observations nous fournissent peu de renseignements à ce sujet. Tantôt, il conserve son étendue normale (Hirschler, Schneller); tantôt, il est rétréci irrégulièrement (Meyer). D'autres fois la vision est abolie du côté temporal (Hutchinson). Chez le même individu atteint d'une névrite double le champ visuel peut être intact d'un côté, tandis que du côté opposé la vision centrale est abolie. Le Dʳ Schneller en a observé un exemple.

OBSERVATION VII.

(Tirée de Monatsblatt fur Augenheilkunde. Thèse de Renaut).

Un peintre à eu autrefois un accès de colique. Dans ces derniers temps il a broyé des couleurs au plomb et s'en est servi sans précautions. La vue baisse depuis six jours. Pupilles un peu dilatées; acuité visuelle à gauche $= \dfrac{100}{11}$; à droite $\dfrac{12}{20}$; champ visuel normal à droite, scotôme central mal défini à gauche. Les papilles fortement injectées non tuméfiées ont perdu leur transparence; leurs bords sont mal limités dans la portion interne, où un léger voile rougeâtre les recouvre. Cette opacité dépasse à peine les limites de la papille.

Artères de diamètre normal, mais très-sinueuses surtout à gauche; veines difficiles à distinguer des artères, parce qu'elles sont de même épaisseur et offrent un reflet central très-manifeste.

Liséré gingival, constipation, coloration grisâtre de la peau. Emission sanguine sans résultat, amélioration de la vue par l'emploi des purgatifs et de l'iodure de potassium.

La faculté chromatique de l'œil subit aussi diverses modifications. On savait depuis longtemps que, dans l'intoxication saturnine, les malades voyaient chaque objet coloré en jaune, mais on ignorait que certaines couleurs ne pouvaient plus être perçues. MM. Rose et Hufner ont trouvé que le rouge et le violet deviennent indistincts dès le début ; le bleu et le jaune se conservent le plus longtemps. Il existerait donc un rétrécissement concentrique du champ visuel des couleurs. Le Dr Landolt a observé le même fait dans le service de M. le professeur Vulpian, chez un saturnin atteint d'hémianesthésie.

Signes extérieurs. — L'examen extérieur de l'œil ne dévoile rien de particulier. La sclérotique présente parfois une teinte ictérique, mais la plupart du temps elle conserve sa coloratien normale. Weller, d'après Duplay, aurait observé la dilatation des vaisseaux de la conjonctive, mais dans l'état actuel de nos connaissances nous ne pouvons rapporter à l'amaurose plombique le passage cité par M. Duplay. Voici ce que dit Weller : « L'amaurose symptomatique de l'obstruction
» des viscères abdominaux se distingue, non-seulement
» à la lenteur de son développement, qui dure le plus
» souvent l'espace de dix à vingt ans, à la dilatation de
» la papille qui est anguleuse et d'un noir pâle, à la con-
» vexité de l'iris dont les mouvements sont lents à s'ef-
» fectuer, *à l'engorgement des vaisseaux sanguins de la con-*
» *jonctive*, et à la couleur rouge jaune un peu sale de la
» sclérotique. Le malade, en même temps que sa vue va
» toujours en décroissant, aperçoit tous les objets comme
» s'ils étaient entourés d'un brouillard, » etc... Il suffit de lire les différentes observations qui ont été publiées

pour voir que les caractères donnés par Weller ne peuvent s'appliquer à la névrite saturnine.

L'orifice pupillaire ne présente, dès le début de la maladie, aucune modification ; les troubles fonctionnels peuvent être très-marqués sans que sa forme ni son diamètre ne soient changés. Le Dr Hirschler a noté chez un saturnin atteint de cécité complète, l'intégrité de l'ouverture pupillaire.

Dans l'observation que nous rapportons plus loin, nous avons aussi constaté les dimensions normales de la pupille au début d'une névrite saturnine. Est-ce là la règle? Nous l'ignorons. Les observations publiées ne donnent aucun renseignement à ce sujet.

OBSERVATION VIII.

(Recueillie et publiée par le Dr Hirschler, de Pesth).

Un peintre de 25 ans avait eu dix ans auparavant quatre attaques de colique de plomb, depuis lors il était resté indemne. Seulement depuis quelques jours il était atteint de maux de ventre. A cela s'ajoutaient des douleurs de tête et du delire intermittent. Au soir du quatrième jour de la maladie, tandis que les coliques avaient considérablement diminué à la suits d'un purgatif, la céphalalgie avait augmenté. Le malade remarqua qu'un voile épais se tendait devant ses yeux. Le sixième jour il ne pouvait reconnaître que les objets les plus gros, et au septième jour lorsqu'il fut transporté chez le médecin la cécité était devenue complète. Ce pauvre malade avait une teinte jaune-paille, mais il n'avait dans la bouche aucune des manifestations connues, ni aucun autre signe de saturnisme que l'amaurose.

La sclérotique etait colorée comme dans l'ictère. La perception qualitative de la lumière avait complètement cessé, et même la perception quantitative avait décliné. Les *pupilles étaient* de diamètre normal et avaient conservé leur mobilité. Les milieux réfringents de l'œil étaient transparents; la choroïde et la rétine normale, la pupille optique était teinte en gris terne et avait perdu sa transparence. Quelques rameaux des veines centrales étaient plus volumineuses.

On ordonna une·dose de sel de Glauber et on appliqua un vésicatoire derrière les oreilles ; pour le mal de tête on recommanda l'application de sangsues. Le même jour, dans la soirée, il se déclara une attaque de délire et le médecin pratiqua la saignée. — Le matin suivant le patient pouvait compter ses doigts, mais il avait encore une céphalalgie sourde.

Dans l'espace de trois jours la puissance visuelle était revenue, les symptômes fâcheux s'étaient dissipés, la teinte jaune-paille et la débilité avaient disparu ; seulement à une lumière trop vive le malade avait des éblouissements. Le champ visuel était complètement normal.

Evidemment, dans ce cas, il s'agit bien d'une altération du nerf optique, d'une névrite à développement incomplet et arrêtée dans sa marche par une médication énergique. Le fait suivant, recueilli dans le service de mon savant maître, M. Moutard-Martin, tend à le prouver.

OBSERVATION IX (personnelle).

Le nommé Em. W..., âgé de 22 ans, est admis le 27 juillet à l'hôpital Beaujon, dans le service de M. Moutard-Martin. Ce malade est couché au n° 22 de la salle Saint-François.

Ce jeune homme était employé depuis quinze jours à peindre des morceaux de fer à l'Exposition. Il travaillait nous a-t-il dit dans un endroit clos et employait des couleurs de minium. C'était la première fois qu'il travaillait dans le plomb.

Pendant les trois derniers jours qu'il a travaillé, V... se sentait courbaturé, il était constipé et éprouvait une céphalalgie sourde. — Le dimanche 26 juillet il a ressenti pour la première fois des coliques qui ont été en augmentant rapidement et qui l'ont forcé à entrer à l'hôpital.

État du malade. — Ce malade est chétif, d'une complexion faible. Il se plaint d'une douleur très-vive siégeant au niveau de l'ombilic ; le ventre n'est point retracté. Il n'a pas été à la selle depuis plusieurs jours.

Les téguments sont décolorés, son teint est pâle, sans avoir toutefois la couleur ictérique. Les sclérotiques ont leur aspect normal; point de traces de liséré saturnin.

La langue est blanche, l'appétit nul, l'insomnie complète.

Traitement. — Limon. sulf., huile de ricin 30 gr., croton tiglion 1 goutte.

28 juillet. Le malade a été plusieurs fois à la selle mais il se plaint encore de douleurs dans le ventre ; la céphalalgie persiste toujours. Les pupilles ont leur diamètre normal.

Traitement : Potion avec extrait thébaïque 0,05. Lim. sulf.

29 juillet. Le malade éprouve toujours des douleurs dans le ventre ; la céphalalgie persiste toujours, le malade ne se sent nullement soulagé et il reste dans le même état jusqu'au 1er août. A cette époque on lui donne un nouveau purgatif, dans l'après-midi les douleurs de colique cessent, la céphalalgie augmente.

2 août. Le malade ne ressent plus de douleur dans le ventre, mais en même temps que la céphalalgie a augmenté, les troubles de la vue ont apparu. Ce malade se plaint de ne pas voir les objets distinctement, les objets qui l'environnent lui paraissent comme voilés.

L'ouverture pupillaire, normale; l'iris est mobile et se contracte sous l'influence de la lumière.

Examen ophthalmique. Les milieux réfringents ont conservé leur transparence. La pupille optique gauche est d'un gris pâle ; la teinte rosée centrale a disparu; ses contours sont nets, pas de traces de gonflement ni d'exsudations.

Les artères paraissent amincies, les veines sont normales ; on ne trouve sur leur trajet aucune trace de dilatation ni de varicosités.

La papille droite a perdu aussi en partie sa coloration rosée, mais la teinte grise est moins prononcée que dans l'œil gauche.

3 août. Les douleurs n'ont pas reparu mais le malade accuse une céphalalgie plus vive, il se plaint aussi d'une douleur sourde dans le fond de l'œil.

L'état extérieur de l'œil n'offre rien d'anormal, les deux pupilles sont plus dilatées que la veille et l'iris se contracte difficilement.

Le fond de l'œil présente le même aspect.

Cet état dure jusqu'au 7 août. A cette époque le malade a été pris dans la nuit de mouvements convulsifs accompagnés d'un délire tranquille. Ces convulsions se sont reproduites deux fois dans la nuit.

8 août. A la visite du matin le malade est tranquille, mais il est plongé dans une espèce de torpeur de laquelle il est difficile de le tirer. Il répond difficilement aux questions qu'on lui pose. Pas de traces de paralysie. L'examen de l'urine ne dénote rien de particulier.

Les pupilles sont larges, dilatées, l'iris immobile et complètement insensible à la lumière ; mais il se contracte sous une solution d'ésérine (0,07 30 grammes), à un moindre degré qu'à l'état sain.

Examen ophthalmolcopique. Les milieux de l'œil sont transparents.

La papille gauche est toujours pâle est décolorée, ses contours sont nets et il est impossible de découvrir aucune trace d'exsudation. Les veines sont plus dilatées que dès le début.

La papille droite est maintenant très-pâle, et elle paraît légèrement infiltrée au centre. Ses contours sont nets, mais elle proémine un peu dans l'intérieur de l'œil.

Les artères sont amincies, les veines dilatées et sinueuses. Si on comprime le globe de l'œil on voit apparaître le pouls veineux.

Traitement : Purgatifs drastiques ; bromure de potassium 4 grammes.

9 août. Les accidents convulsifs ne se sont pas reproduits dans la nuit le malade a eu un délire calme. Les pupilles sont toujours dilatées.'

10 août. Amélioration des accidents saturnins. La vue est toujours dans le même état.

Traitement : Bain sulfureux, bromure de potassium, 4 grammes.

12 août. Amélioration de tous les accidents. Le malade peut distinguer ses doigts mais il les voit recouverts d'un brouillard.

A partir de ce moment le malade entre en convalescence et le 20 il partait pour Vincennes ne souffrant plus de ses accidents. La vue était revenue, les papilles étaient encore pâles mais les artères étaient plus volumineuses et les veines quoique un peu dilatées ne présentaient plus de traces de varicosités.

Observations. — Cette observation est intéressante à plusieurs points de vue : 1° la céphalalgie augmente et l'amaurose survient au moment où cessent les douleurs de colique ; 2° l'orifice pupillaire est intact dès le début ; 3° les artères sont diminuées de volume, mais les veines ont leur dimension normale, et cependant la cécité est complète.

L'orifice pupillaire conserve donc ses dimensions normales dès le début de la névrite ; il peut même conserver sa mobilité pendant toute la durée de la maladie (Hirschler). Chez la plupart des malades, cet état persiste très-peu de temps, et l'on observe bientôt la dilatation excessive de la pupille. Ce caractère, que mentionnent tous les auteurs, ne fait jamais défaut à la période d'état. L'iris est alors immobile, fixe, insensible à l'excitation de la lumière.

Cette dilatation persiste tant que dure la maladie. On peut encore l'observer lorsque l'atrophie a remplacé la névrite. On ne voit réapparaître la contractilité du sphincter irien qu'avec l'amendement des autres symptômes.

L'ouverture pupillaire est toujours circulaire et l'iris conserve sa coloration normale.

Les phénomènes ophthalmoscopiques sont bien plus importants, et permettent de suivre pas à pas la marche de la maladie. C'est du côté du système artériel que se montrent les premiers phénomènes morbides. Chez le nommé Ernest V.... nous avons pu constater la diminution du volume de l'artère centrale de la rétine et de ses branches. Aussi, malgré l'autorité de Von Graefe, nous pensons que la cécité soudaine qui frappe le malade doit être attribuée à une anémie rétinienne. La papille change très-vite d'aspect. Dans le cas cité par M. Hirschler et dans celui que nous avons rapporté, la terminaison intra-oculaire du nerf optique était pâle, anémiée au centre, mais l'intégrité du cercle périphérique était conservée. Il est probable que cette couleur gris pâle du début est causée par une gêne dans la circulation des capillaires du nerf.

La forme de la papille ne présente rien d'anormal : elle est ronde comme à l'état sain, mais son volume est toujours augmenté. Si on l'examine alors avec l'ophthalmoscope binoculaire de manière à avoir la sensation de relief, on la voit proéminer plus ou moins dans le fond de l'œil. Les contours du nerf sont bien délimités dans la première période de la maladie, mais ils disparaissent plus tard sous l'exsudation qui envahit la papille et les parties voisines de la rétine.

A mesure que le nerf optique augmente de volume la circulation intra-oculaire devient de plus en plus difficile, et on voit apparaître sur la papille des capillaires veineux qui lui donnent un aspect rouge sombre plus prononcé au centre qu'à la périphérie. MM. Schneller et Hutchinson ont noté que, dans deux cas, le développement des capillaires était plus prononcé du côté interne.

A cette période on a noté, comme phénomènes constants, la diminution du volume des artères, mais elles conservent leur trajet rectiligne. Ces vaisseaux sont parfois tellement amincis qu'on trouve difficile à les suivre.

Le système veineux, au contraire, qui était indemne
dès le début, se dilate bientôt ; les veines sont d'abord
augmentées de volume et gorgées de sang ; à un degré
plus avancé elles deviennent tortueuses. La papille se
recouvre bientôt d'un nuage plus ou moins épais qui
voilera bientôt ses bords, ainsi que les vaisseaux centraux, et envahira plus tard la rétine si l'obstacle persiste. Les auteurs anglais ont comparé ces exsudations
à des flocons de laine. Il n'est pas rare de trouver des
exsudations le long des vaisseaux ; l'examen ophthalmoscopique dévoile aussi la présence de petits foyers
hémorrhagiques qui siégent sur la papille et le long des
vaisseaux. D'autres fois, ce ne sont que de simples
ecchymoses ; dans ce cas la couleur foncée disparaît par
la pression qu'on exerce sur le globe oculaire.

Tel est l'aspect que présente habituellement le système circulatoire. Cependant, il est des cas où les veines
sont diminuées de volume (Hutchinson) ; d'autres fois
les artères sont aussi dilatées et aussi tortueuses que les
veines ; le cas cité par M. Schneller nous en fournit un
exemple.

OBSERVATION X.

Ludiwig Scherka, peintre, âgé de 44 ans, a eu à l'époque de son
apprentissage un accès de colique saturnine. Chez ce malade
l'ophthalmoscope révèle des altérations qui sont manifestement
celles d'une névrite optique, mais différant néanmoins par plus
d'un point des lésions ordinaires produites par l'inflammation du
nerf. Ainsi l'on observe une rougeur intense du disque optique et
pourtant ce dernier est très-peu trouble ; les veines et les artères
ont un calibre identique ; les secondes sont aussi sinueuses que
les premières, c'est à peine si on peut les distinguer les unes des
autres.

Cette disposition des artères que le Dr Schnelle considère comme pathognomonique de la névrite saturnine doit au contraire être rangée dans les cas rares. Dans toutes les observations on a noté l'aspect rectiligne des artères, et nulle part nous ne trouvons le fait signalé par l'auteur allemand.

Les milieux réfringents de l'œil conservent toujours leurs transparences.

Complications. — La rétine conserve le plus souvent son intégrité, mais on peut trouver dans la choroïde des plaques atrophiques tout près du nerf (voyez obs. XII). Dans les cas ou la rétine est altérée, on trouve dans la zone perinévritique, une exsudation plus ou moins épaisse qui voile complètement les tissus sous-jacents.

Diagnostic. Dans l'état actuel de la science il est impossible de distinguer la névrite saturnine des autres variétés de névrite, car l'ophthalmoscope n'a pas encore dénoté de lésions caractéristiques.

Marche. — Une fois la maladie déclarée, la névrite optique ne présente aucune période de rémission ; si on ne parvient pas à l'arrêter, la maladie suit toutes ses phases sans que le patient voie survenir la moindre amélioration.

La science possède cependant deux cas d'amaurose saturnine à marche intermittente. Le premier a été rapporté par M. Fano.

OBSERVATION XI.

P..., âgé de 42 ans, a exercé la profession de peintre en bâtiments ; il y a douze ans, il a eu la colique des peintres, puis sa santé s'étant trouvée altérée, il a quitté son état pour être employé au balayage.

Il y a deux ans, pendant qu'il était occupé à travailler, la vue a faibli tout d'un coup, et en moins de deux heures elle a été complètement abolie ; elle est restée dans cet état pendant une dizaine de jours, au bout desquels, il y a eu amélioration. A partir de ce moment le patient a été affecté tous les jours, pendant trois mois, d'une cécité qui commençait à midi, durait deux ou trois heures, puis se dissipait complètement. Depuis cette époque, jusqu'au 15 janvier 1865, P.., est resté dans un état satisfaisant. A ce moment les mêmes symptômes de cécité intermittente journalière se sont produits, sans cause appréciable. L'heure de la cécité a changé; c'est en effet le matin que la cessité est abolie pendant deux ou trois heures. Si par hasard il arrive un jour que la vision reste bonne, le malade éprouve des étouffements dans la poitrine.

Le 13 février 1865 P... se présente à ma clinique. La vision est bonne. La conjonctive, la cornée, l'iris, la pupille ne présentent rien d'anormal. A l'examen ophthalmoscopique nous ne constatons aucune altération ni des milieux réfringents, ni des membranes profondes. Un verre d'eau de sedlitz tous les matins.

Du 13 au 18 février les accès de cécité ne se sont pas reproduits. A partir du 15, P,.. est pris d'accès continus de névralgie intercostale à droite. A partir de cette époque nous ne revîmes pas le malade.

Un fait analogue a été observé par M. Stricker dans la clinique de Traube : « Le malade, atteint d'une dou-
« ble névrite, éprouvait chaque jour une obnubilation
« générale de toute l'étendue du champ visuel. L'exa-
« men ophthalmoscopique révéla la présence d'une dou-
« ble névrite optique, qui disparut en même temps
« que le trouble fonctionnel après deux mois de trai-
« tement. » (Abadie.)

Durée. — La névrite saturnine a une durée indéter- minée. On a vu tous les accidents disparaître au bout de trois jours (Hirschler). Dans le cas que nous avons rap- porté le malade était complètement rétabli le dix-hui- tième jour. Le plus souvent, la maladie persiste beau- coup plus longtemps, et au bout de quatre à cinq mois

ou d'un an, la papille est arrivée à la période d'atrophie
(voyez obs. 13, 3, 1, 6, 2).

Terminaison. — Si la maladie doit avoir une bonne
issue, on voit d'abord la vue revenir rapidement et les
phénomènes de congestion du côté de la papille se dis-
siper progressivement, mais, dans la majorité des faits
observés, la maladie primitive est bientôt remplacée
par une atrophie du nerf.

On voit alors des changements très-marqués s'opérer
du côté de la papille optique. A l'injection et à la coloration foncée du disque succède bientôt une pâleur caractéristique qui indique que la maladie entre dans une
nouvelle phase. Les capillaires veineux s'atrophient, la
papille devient de plus en plus blanche, sans recouvrer
sa transparence, et bientôt elle présente un aspect
blanc crayeux et réfléchit fortement la lumière ; d'autres fois elle est d'une couleur gris sale.

A cette période, ses contours sont quelquefois bien
marqués ; la plupart du temps on trouve encore sur
la rétine des traces de l'exsudation primitive.

Les vaisseaux suivent aussi ces mêmes changements
et leur atrophie peut être si prononcée qu'on trouve
difficulté à les suivre et à distinguer les artères des
veines.

OBSERVATION XII.

Une jeune fille de 26 ans, employée dès l'âge le plus tendre, à
Bruxelles, dans une fabrique de dentelle, au blanchiment à la céruse, n'avait été atteinte de colique de plomb qu'à l'âge de 19 ans.
Ces coliques guéries survinrent des vomissements incoercibles, qui
durèrent un mois, mais sans s'accompagner de phénomènes cérébraux graves ; ni céphalalgie, ni vertiges, ni convulsions. Il eut

cependant une hémiplégie droite avec diplopie et strabisme interne d'un côté. Six mois plus tard toute trace d'hémiplégie avait disparu, mais la malade s'aperçut que sa vue baissait peu à peu, et elle était complètement aveugle sans avoir éprouvé aucune douleur de tête. La mère de la jeune fille apprit aussi que ses urines étaient couvertes de bulles, que son visage semblait parfois enflé, et qu'elle avait eu quatre ans auparavant une hydropisie qui avait duré deux mois, et avait disparu sans aucun traitement.

Au moment où la malade me fut présentée sa santé générale ne laissait rien à désirer, et il n'y avait pas traces d'albumine dans les urines. Toute trace de perception lumineuse avait disparu et les phosphènes n'existaient à aucun degré.

A l'ophthalmoscope on reconnaissait de chaque côté l'atrophie des nerfs optiques : coloration blanche, nacrée, tendineuse, des pupilles optiques ; excavation atrophique, rétrécissement considérable des vaisseaux sur le nerf comme sur la rétine. La rétine était complètement transparente et ne présentait rien qui pût faire croire à l'existence d'une réténite albuminurique.

Tel est le mode de terminaison de la névrite optique. Lorsque l'inflammation du nerf optique coïncide avec des troubles généraux graves du côté de l'intestin ou du cerveau, le processus morbide continue à évoluer quoiqu'on parvienne à enrayer les autres accidents par une médication énergique. Le fait suivant, publié par M. Hutchinson, nous prouve en effet que l'altération du nerf optique est indépendante des autres troubles ; car, la malade après avoir été cruellement éprouvée par le plomb, se rétablit tout à fait, mais la cécité persista.

OBSERVATION XIII.

(Publiée par M. Hutchinson dans R. L. O. H. R.)

Kate Morgan, âgée de 19 ans, vint à Newcastle en septembre 1869, et entra dans une usine où l'on préparait des sels de plomb. Elle était occupée à transporter la céruse. Au bout de 4 mois, elle

ressentit les premiers symptômes de l'intoxication ; elle éprouvait
de la constipation et ses muscles étaient faibles. La vue commença
aussi à baisser, et cinq semaines après sa première atteinte, elle
était complètement aveugle. Au commencement de mai le
Dr Charlton lui donna ses soins. Son état était très-mauvais ; elle
était complètement aveugle, incapable de parler distinctement, et
paralysée de tous ses membres au point de ne pouvoir s'en servir.
Les urines et les matières fécales ne pouvaient être retenues par la
malade.

L'expression de la physionomie était celle d'une imbécile, et
outre le trouble survenu dans la parole elle paraissait incapable
de trouver les mots. Liséré saturnin au niveau des gencives.

Lorsque je la vis en août il y avait déjà six mois qu'elle était
traitée par l'iodure de potassium et le sulfate de magnésie; ce
dernier médicament avait été donné à haute dose. Au bout de six
semaines elle pouvait quitter son lit, et actuellement elle peut se
promener.

La physionomie a repris une expression intelligente, et elle peut
parler clairement ; l'incontinence d'urine a aussi disparu. Cependant elle reste toujours complètement aveugle.

Je trouvai les deux papilles au même degré d'atrophie, consécutive à une névrite ; elles étaient d'un blanc bleuâtre et présentaient un aspect sale. Les vaisseaux centraux étaient diminués de
volume ; on trouvait encore des traces d'exsudations autour des
principaux troncs, mais à quelque distance de la papille ils présentaient l'aspect normal.

Récidive. — Nous ne trouvons parmi le petit nombre
d'observations que nous avons pu réunir qu'un seul
cas de récidive. La malade, après être restée privée de
la vue pendant neuf à dix semaines lors de sa première
attaque, recouvra cependant l'intégrité de ses fonctions.
Une fois guérie, elle avait de nouveau travaillé dans une
fabrique de céruse. Sa vue se troubla une seconde fois
et l'ophthalmoscope dévoila la présence d'une névrite.
Nous ignorons quelle a été l'issue de la maladie, car
M. Hutchinson n'en parle pas.

Observation XIV.

Marie Welsh, âgée de 19 ans, est admise le 13 juillet 1867 à l'infirmerie du Royal-London Hospital par M. Hutchinson.

Etant aveugle elle est conduite dans la chambre par une amie. Ses pupilles étaient larges et immobiles, et son attitude, celle d'une personne presque aveugle. Elle nous dit quelle était sortie quinze jours auparavant de l'hôpital Barthelemy, et qu'elle était restée privée de la vue pendant 9 à 10 semaines. Elle a travaillé précédemment dans une fabrique de céruse pendant deux ans. Il y a quatre mois seulement, elle s'est sentie incommodée par les travaux qu'elle exécutait. Elle était occupée à manier le plomb, et ne prenait aucune précaution pour éviter l'intoxication. A l'époque citée elle était admise au Royal-London Hospital, pour une attaque de colique et pour une légère paralysie des extenseurs du poignet ; elle en sortit guérie et revint travailler comme auparavant. Il y a environ quatorze semaines elle est devenue très-malade et a suspendu son travail.

Les matières vomies étaient d'une couleur verte et les vomissements survenaient fréquemment dans la journée.

Cet état persista pendant cinq semaines. Durant ce temps, la malade accuse des douleurs violentes derrière la tête ; sa vue était aussi moins nette. Elle croyait avoir toujours un voile devant les yeux, et à cette époque, elle devint presque aussi aveugle qu'au moment de son admission, il y a neuf ou dix semaines. Elle se plaignait aussi d'un engourdissement dans l'extrémité des doigts, mais elle pouvait distinguer les différents objets qu'on lui donnait à examiner, et connaître si ces objets étaient rudes ou polis.

Les deux papilles présentaient l'aspect habituel d'une névrite optique, et étaient couverts de lymphe. Tout autour, on observait aussi de nombreux foyers hémorrhagiques.

Pronostic. — Il y a peu de temps encore on considérait l'amaurose saturnine comme une affection bénigne et devant se terminer par le retour à la vue : « Nous « n'avons jamais vu, dit Tanquerel, d'amaurose ne pas « guérir. » Certainement, à l'époque où parut le travail de Tanquerel, on pouvait considérer en général l'a-maurose plombique comme bénigne dans la plupart des cas, car ces affections oculaires étaient très-mal connues et les troubles de l'accommodation ou les paralysies musculaires étaient désignées sous les mêmes noms.

L'observation suivante prouve néanmoins qu'on savait déjà que l'intoxication saturnine pouvait se compliquer de cécité ; mais ce fait, unique jusqu'en 1834, était regardé comme une exception.

Observation XV.

Catherine Gonet, âgée de 28 ans, est entrée au nᵒ 19 de la salle de M. Lerminier, il y a environ sept mois. Née à Valenciennes, elle habitait Paris depuis deux ans ; pendant dix-huit mois, elle fut employée dans une manufacture à faire sécher du blanc de céruse sur des tables de fer-blanc. Au bout de ce temps, elle fut prise de coliques assez vives qui la forcèrent d'entrer à la Charité; tous les symptômes qu'elle offrait se rapportaient évidemment à l'affection saturnine; elle fut traitée en conséquence et trois semaines après on la crut complètement guérie. Tout avait disparu elle mangeait bien, son sommeil était rarement interrompu, et enfin sauf une suppression assez prolongée des menstrues, elle semblait revenue à sa première santé. Catherine se disposait à sortir de l'hôpital, lorsque tout à coup, sans que rien parût annoncer ce funeste événement, elle fut frappée d'une cécité complète pendant la nuit qui devait précéder sa sortie ; elle prétend qu'à son réveil seulement elle s'en aperçut, et qu'avant et après, elle ne ressentit aucune douleur. Depuis six mois, cette jeune malade est aveugle; tout a été employé comme on le pense bien, pour combattre cette amaurose ; elle porte encore un séton à la nuque, mais l'obscurité dans laquelle elle est plongée est toujours aussi profonde. Nous ignorons si le galvanisme a été tenté; c'est une dernière ressource qui ne serait pas à négliger, car il est à remarquer que si cet agent thérapeutique a quelque efficacité, c'est surtout lorsqu'on l'applique aux paralysies causées par le plomb.

M. Duplay, dans le mémoire qu'il a publié dans les *Archives*, a rapporté un autre cas de cécité survenue à la suite d'accidents saturnins. Actuellement, on doit être beaucoup plus réservé, lorsqu'on est en présence d'une névrite saturnine. En effet, sur les 14 cas que nous avons pu réunir, 9 fois la maladie s'est terminée par une cécité complète et permanente, 2 fois la maladie a paru rétrograder. La guérison a pu être seulement obtenue dans trois cas. En présence de ces faits, le médecin interrogé sur l'issue de la maladie doit donc se tenir dans une sage réserve et considérer le pronostic de la maladie comme très-grave.

Existe-t-il un signe au moyen duquel on puisse pronostiquer l'heureuse terminaison de la névrite ? — Non.

En analysant les faits, on peut toutefois poser ce principe : la maladie est d'autant moins grave que la vue a baissé d'une façon plus rapide, car c'est seulement dans ces cas qu'on a vu la néphrite se terminer d'une façon favorable.

Les signes ophtalmoscopiques ne peuvent être d'aucune utilité. Mais lorsque la papille a pris la teinte gris crayeux caractéristique, on peut affirmer sans crainte de se tromper que la maladie est incurable.

Étiologie. — Toutes les formes d'intoxication saturnine peuvent se compliquer de troubles visuels. On croyait autrefois que ce symptôme morbide survenait plutôt dans l'encéphalopathie, l'analyse des faits les plus récents tendrait au contraire à prouver que la névrite saturnine se montre de préférence dans la colique. On peut facilement s'en convaincre par le tableau que nous donnons plus bas.

A quelle période de la maladie se montrent les accidents dont nous parlons ? — On ne peut formuler à cet égard aucune règle, car les troubles visuels sont survenus tantôt quelques heures, cinq jours, cinq semaines, trois mois après les premiers accidents, tantôt lorsque le malade ne souffrait plus d'accidents saturnins. Deux fois la névrite a succédé à la cessation des douleurs dans des cas de coliques. Le plus souvent les troubles visuels compliquent la première attaque.

Age. — L'âge ne paraît avoir aucune influence sur l'étiologie de la maladie. La névrite s'est développée surtout chez les femmes dans la période comprise entre 17 et 26 ans, mais on ne doit tirer de ces faits aucune conclusion, car les personnes atteintes s'exposaient pour la première fois aux émanations plombiques. Chez les hommes les accidents oculaires peuvent être observés à tout âge.

Sexe. — Les femmes paraissent avoir été beaucoup plus éprouvées que les hommes ; mais on ne peut en tirer aucune conclusion, car on sait qu'en Angleterre les femmes sont employées à des travaux beaucoup plus durs qu'en France.

TABLEAU

	Noms des auteurs.	Age du malade.	Maladies intérieures.	Attaques.	Apparition de l'amaurose.
Encéphalopathie.	MEYER..........	..., 20 ans. F.	»	1re attaque.	Quelq. heures après.
	ELLIOT......	Mary W., 17 ans. F.	»	2e att. coliq. antér.	5 jours après.
	HUTCHINSON.	Kate Morgan 19 ans, F.	»	1re att. d'encéphalopat. 1re attaque.	5 semaines après.
Colique.	MOUTARD ...	Ernest V., 22 ans. H.	»	1re attaque.	9 jours après.
	MEYER......	..., 26 ans, F.	»	1re attaque.	6 semaines après.
	HIRSCHLER ..	..., 25 ans, H.	»	plus attaque antér.	10 ans plus tard.
	HUTCHINSON.	Mary Welsh, 19 ans.	»	1re attaque. 2e attaque.	Epoques indéterminées
	HUTCHINSON.	Jean West, 44 ans.	Goutte héréditaire.	plus attaq. success.	Époque indéterminée.
	SCHNELLER..	...	»	coliq. antér.	Époque indéterminée.
	SCHNELLER ..	L. Scherka, 44 ans.	»	coliq. antér.	Epoque indéterminée.
	HUTCHINSON.	Will. Arg., 40 ans.	Rhum. art. aigu.	Céphalalgie.	2 mois après.
	LUNN.........	Mary W., 21 ans. F.	»	Céphalalgie.	2 mois après.
	HUTCHINSON.	M. Duscoll, 25 ans. F.	»	Céphalalgie.	Dès le début.

Dans ces trois derniers cas la céphalalgie et les vomissements furent les seules manifestations de l'intoxication par le plomb.

Traitement. — Nous n'avons que peu de choses à dire sur le traitement de l'affection qui nous occupe. Tous les médecins qui se sont trouvés en présence d'une névrite optique confirmée ont été dans l'impuissance d'arrêter la marche de la maladie. Les purgatifs, l'iodure de potassium, rien n'a pu soulager les malades.

Dès le début de l'affection on devra insister sur les purgatifs drastiques et les émissions sanguines à l'aide d'une sangsue artificielle. Schneller a soigné un malade d'une façon analogue et la vue s'est rétablie en partie (voy. obs. 7, 8). On pourra encore essayer des injections sous-cutanées de morphine dans la région de la tempe. M. Haasse s'en est bien trouvé dans un cas, mais nous devons faire remarquer que nous ne sommes pas ici en présence d'une névrite confirmée.

OBSERVATION XVI.

Un peintre avait déjà souffert de colique de plomb en 1860 ; à la fin de juin 1866, il eut une nouvelle attaque. Au 9ᵉ jour de la maladie, comme les douleurs disparaissaient, il remarqua un trouble de la vue, de façon que tout lui paraissait tantôt sombre, tantôt brillant. Le matin suivant, il n'avait plus que la perception quantitative de la lumière.

A l'ophthalmoscope, on ne découvrait qu'une vascularisation plus forte de la rétine. Soustraction sanguine par sangsue artificielle, usage continu de l'opium. Après quelques jours, il pouvait se conduire péniblement lui même, aucune altération du champ visuel. Au 6ᵉ jour de la cécité, il pouvait lire à droite le n° 17, à gauche le n° 18. On lui injecta 1 centigr. de morphine à la tempe et pendant sept jours on répéta l'injection. Après ce temps, il pouvait lire le n° 4 et l'acuité visuelle $= \dfrac{2}{3}$. Un peu plus tard, il pouvait lire avec $+ 20$ n° 1. Les droits internes étaient plus faibles ; le patient soutenait que les couleurs ne lui apparaissaient pas avec la même netteté qu'auparavant.

A ce traitement local, on devra joindre un traitement général ; l'iodure et le bromure de potassium combinés à des bains sulfureux pourront parfois être utiles, mais on ne doit accorder que peu de confiance à cette médication. Dans les cas où le malade est arrivé à la période de cachexie, on devra lui administrer un régime tonique reconstituant.

Enfin, si malgré tous les traitements usités, la maladie continue à faire des progrès, on pourra appliquer un bandeau sur les yeux de manière à tenir le malade dans une obscurité complète ; le Dr Alderson a vu deux fois la vue se rétablir par ce moyen.

OBSERVATION XVII.

Elisabeth Clayton, âgée de 25 ans, non mariée, est entrée à l'infirmerie le 17 décembre 1833. Depuis sept ans, elle travaille au plomb, sans avoir jamais été atteinte de paralysie. Il y a six semaines, elle s'aperçut que ses mains se paralysaient, environ trois semaines avant l'affaiblissement de la vue. En ce moment, l'amaurose est complète ; les pupilles sont un peu dilatées. Les jambes sont également paralysées, mais la malade ne peut dire depuis quelle époque. 1 gros de sulfate de magnésie avec 15 gouttes de laudanum dans une once d'infusion de rose toutes les quatre heures, 10 grains de poudre d'ipéca le soir, friction avec un lininent stimulant sur le cou et le long de l'épine ; alimentation substantielle. Pendant trois semaines, ce traitement fut appliqué sans aucune amélioration de la vue, bien que la paralysie des membres diminuât notablement. On applique alors un bandage qui fermait exactement les deux yeux, et qui fut gardé jour et nuit.

14 février. Amélioration notable (quinine à l'intérieur). La malade distingue les objets, mais confusément.

Le 18. Elle peut lire les gros caractères. Peu de temps après, guérison complète.

M. Alderson a publié un autre cas analogue où la vue a été complètement rétablie après un mois de traitement. Aussi pensons-nous qu'on devra appliquer ce traitement dès le début, en même temps que les autres moyens dont nous avons parlé.

CONCLUSIONS.

1° La névrite optique est presque toujours précédée par une céphalalgie plus ou moins vive, mais continue, accompagnée de vomissements ;

2° Son début est tantôt brusque, tantôt lent ; elle attaque la plupart du temps les deux yeux en même temps ; dans certaines conditions mal déterminées, elle ne les envahit que successivement ;

3° Les troubles fonctionnels ne diffèrent pas de ceux de la névrite ordinaire ; les symptômes ophtalmoscopiques sont les mêmes ;

4° La marche de cette affection est progressive, et ne présente jamais de période de rémission ; on connaît deux cas où les troubles fonctionnels présentaient une marche intermittente ;

5° On doit être très-réservé sur l'issue de la maladie car la névrite saturnine se termine presque toujours par l'atrophie du nerf ; aussi considérons-nous son pronostic comme très-mauvais ;

6° Quels que soient les médicaments employés, on ne parvient pas à enrayer la marche de la maladie.

INDEX BIBLIOGRAPHIQUE

H. SMETIUS. — Miscellanex medica cum th. Erasto Brunæo, etc. Communicata, Francfort, 1611, in-8.

PLATER. — Felicis Plateri observat. Bâle, 1680, in-8.

SCHENCK. — Observationum medicarum rariarum, Francfort, 1665.

LUCAS SCHRŒK. — Ephémérides des curieux de la nature, 1683.

NEBILIUS. — Miscell. nat. curios. decur., III, ann. II, observ. LXXXII.

TREW. — Commercium litterarium ad rei medicæ incrementum, etc. Nuremberg, 1737, t. VII.

CLAUDE BONTÉ. — Journal de médecine, nov. 1761, p. 407.

FABRE. — Ibid., avril 1764, p. 346.

BEER. — Lehre von der Augenkrankheiten, Wien, 1813-17.

..... — Lancette française, 12 mai 1829, t. I, p. 331.

ROGNETTA. — Recherches sur les causes et le siége de l'amaurose. Revue médicale, t. IV, p. 32.

DUPLAY. — De l'amaurose, suite de la colique de plomb. Arch. méd., 1834, p. 5.

WEISS. — Annales d'oculistique, t. II.

ALDERSON. — Annales d'oculistique, t. III.

FUETER. — Annales d'oculistique, t. XXXII, p. 179.

RAU. — Græfe's archiv. fur. ophthalm., t. I, 1855.

SIELWAG. — Von Carion. Die ophthalmologie vom naturwissens-chaftlichen Standpunkte aus bearbeitet. Erlangen, 1856.

FOLLIN. — Leçons d'ophthalmoscopie. Paris, 1859.

DANJOY. — De l'albuminurie dans l'encéphalopathie et l'amaurose saturnine. (Archives de médecine, 1864.)

HIRSCHLER. — Amaurosis saturnina. Wien-medic. Wochen, 1866.

HAASSE. — Amaurosis saturnina Heilung durch subcutane morphium-injectionen (Mosastblatt. f. Augen h., 1867).

MEYER. — Deux cas d'amaurose saturnine. (Union médicale, 1868.)

HUTCHINSON. — On lead-poisoning as a cause of optic neuritis (Ophth. Hosp. Reports, 1871.

SCHNELLER. — Neuritis optica aus bleivergiftung. Monastblatt f. Augenheilkund, 1871.

Després. — Nature de l'amaurose dans l'intoxication saturnine. Gaz. des hôp., 1872.

Lunn et Elliot. — Chronic lead-poisoning, amaurosis. Medic. Times and Gaz., 1872.

Samelsohn. — Zur casuistik der Amblyopia saturn. (Zeheuder's Klin Monat., 1873.)

Horner. — Correspond. Schweizer arztle, 1872, résumé Nagel's Jahres-bericht f. opht., t. III, p. 374.

Emmert. — Schweizer Corresp., 1873.

Popp. — Bleivergeftung met Gesichst und Gehors-hallucinationen. Bayr. arztl. intellig. Blatt., 1874.

Rose. — Grœfe's Arch. f. ophthal., t. VII, 2, 72.

Hufner. — Ibid., t. XXXII, p. 2.

Paris. — A. Parent, imprimeur de la Faculté de Médecine, rue M.-le-Prince, 29-31.

www.ingramcontent.com/pod-product-compliance
Ingram Content Group UK Ltd.
Pitfield, Milton Keynes, MK11 3LW, UK
UKHW022346120726
13694UKWH00004B/1717